essentials

essentials liefern aktuelles Wissen in konzentrierter Form. Die Essenz dessen, worauf es als „State-of-the-Art" in der gegenwärtigen Fachdiskussion oder in der Praxis ankommt. *essentials* informieren schnell, unkompliziert und verständlich

- als Einführung in ein aktuelles Thema aus Ihrem Fachgebiet
- als Einstieg in ein für Sie noch unbekanntes Themenfeld
- als Einblick, um zum Thema mitreden zu können

Die Bücher in elektronischer und gedruckter Form bringen das Expertenwissen von Springer-Fachautoren kompakt zur Darstellung. Sie sind besonders für die Nutzung als eBook auf Tablet-PCs, eBook-Readern und Smartphones geeignet. *essentials:* Wissensbausteine aus den Wirtschafts-, Sozial- und Geisteswissenschaften, aus Technik und Naturwissenschaften sowie aus Medizin, Psychologie und Gesundheitsberufen. Von renommierten Autoren aller Springer-Verlagsmarken.

Weitere Bände in der Reihe http://www.springer.com/series/13088

Ulf Haakon Dammann

Sexualstrafrecht in Medizin und Pflege

Grundlagen für die Pflegeausbildung

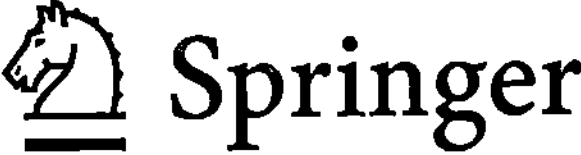 Springer

Ulf Haakon Dammann
Wentorf, Deutschland

ISSN 2197-6708   ISSN 2197-6716   (electronic)
essentials
ISBN 978-3-658-18968-6   ISBN 978-3-658-18969-3   (eBook)
DOI 10.1007/978-3-658-18969-3

Die Deutsche Nationalbibliothek verzeichnet diese Publikation in der Deutschen Nationalbiblio-
grafie; detaillierte bibliografische Daten sind im Internet über http://dnb.d-nb.de abrufbar.

Gedruckt auf säurefreiem und chlorfrei gebleichtem Papier

Springer ist Teil von Springer Nature
Die eingetragene Gesellschaft ist Springer Fachmedien Wiesbaden GmbH
Die Anschrift der Gesellschaft ist: Abraham-Lincoln-Str. 46, 65189 Wiesbaden, Germany

Was Sie in diesem *essential* finden können

- einen Einblick in die Problematik der sexuellen Belästigung am Arbeitsplatz
- einen beispielhaften Leitfaden zum Umgang mit Missbrauchsopfern
- einen Exkurs zum Aufbau eines vorsätzlichen Begehungsdelikts
- einen Überblick in den Gewaltbegriff
- einen guten Überblick über die relevanten Straftatbestände des Sexualstrafrechts
- einen ersten Einblick in das sehr komplexe Thema Pädophilie

Vorwort

Das Sexualstrafrecht ist etwa neben dem Haftungsrecht und dem Sozialversicherungsrecht curricularer Bestandteil in der Erstausbildung zum/zur Gesundheits- und Krankenpfleger/in.

In der täglichen Praxis spielt dieser Rechtsbereich eine nicht zu unterschätzende Rolle.

Das (Sexual-)Strafrecht unterliegt einem stetigen Wandel. Der Gesetzgeber ist somit angehalten, den Veränderungen Rechnung zu tragen. Dieses *essential* erläutert in kompakter Form die grundlegenden rechtlichen Regelungen zur sexuellen Belästigung am Arbeitsplatz sowie zu den ausgewählten Sexualstraftatbeständen.

Das *essential* basiert auf dem Rechtsstand 30.11.2016.

Anmerkung: Auch wenn im Folgenden fast ausschließlich die männliche Form verwendet wird, so gelten die Ausführungen selbstverständlich auch immer für die weibliche Form.

Inhaltsverzeichnis

Abkürzungsverzeichnis

BGH	Bundesgerichtshof
BGHR	Rechtsprechung des Bundesgerichtshofs in Strafsachen
BGHSt	Entscheidungssammlung des Bundesgerichtshofs in Strafsachen (zitiert nach Band und Seite)
BGHSt-GS	Entscheidungssammlung des Bundesgerichtshofs in Strafsachen Großer Senat (zitiert nach Band und Seite)
BT-Drucks.	Bundestagsdrucksache (zitiert nach Wahlperiode/Nummer)
DNS	Desoxyribonukleinsäure
LG	Landgericht
NJW	Neue Juristische Wochenschrift (zitiert nach Jahrgang und Seite)
NStZ	Neue Zeitschrift für Strafrecht (zitiert nach Jahrgang und Seite)
NStZ-RR	Neue Zeitschrift für Strafrecht Rechtsprechungs-Report Strafrecht (zitiert nach Jahrgang und Seite)
OLG	Oberlandesgericht
StGB	Strafgesetzbuch
ZNA	Zentrale Notaufnahme

Sexualstraftaten – Situationen aus der Praxis

1.1 Vorbemerkung

(Sexuelle) Gewalt zum Nachteil von Kindern und Erwachsenen ist grundsätzlich nicht eindeutig zu erkennen und zu diagnostizieren. Eindeutige Fälle sind die große Ausnahme. Regelmäßig sind **Verdachtsmomente** gegeben – beispielsweise anhand von Verletzungen bzw. Verletzungsmustern. Insoweit gibt es auch keine „eindeutige" oder „lehrbuchmäßige" Vorgehensweise im Umgang mit Missbrauchsopfern. Jeder Mensch ist einzigartig und jeder Mensch geht mit dem (gerade) Erlebten anders um – selten offensiv. Im klinischen Alltag – und insbesondere in einer ZNA – erlebt das Pflegepersonal den Patienten regelmäßig in einer Momentaufnahme. Längere Verweildauern sind eher die Ausnahme. Dieser Situation ist dann auch häufig das Fehlen einer umfassenden Diagnostik geschuldet. Ein zweiter und viel wesentlicher entgegenstehender Faktor ist neben dem Zeitmoment der Wille des Patienten. So haben beispielsweise Opfer von häuslicher Gewalt häufig ein subjektives Interesse daran, dass der Gewalt ausübende Partner strafrechtlich nicht verfolgt wird.

Die Motivlage ist individuell und somit vielfältig.

Einige Beispiele
- Verlust des gesellschaftlichen Status
- Angst vor (eventueller) Rache
- Angst, plötzlich allein zu sein
- Scham
- Schuldgefühle

© Springer Fachmedien Wiesbaden GmbH 2017
U.H. Dammann, *Sexualstrafrecht in Medizin und Pflege*, essentials,
DOI 10.1007/978-3-658-18969-3_1

Bei Opfern von sexueller Gewalt spielen die Motive Scham und Schuldgefühle, die gegen eine Offenlegung des Erlebten und gegen eine Strafverfolgung des Täters sprechen, eine häufig überbordende Rolle.

1.2   Sexuelle Belästigung am Arbeitsplatz

Nach dem allgemeinen Gleichbehandlungsgesetz (AGG)[1] ist der Arbeitgeber verpflichtet, die Beschäftigten vor sexuellen Belästigungen zu schützen:

§ 1 Ziel des Gesetzes
Ziel des Gesetzes ist, Benachteiligungen aus Gründen der Rasse oder wegen der ethnischen Herkunft, des Geschlechts, der Religion oder Weltanschauung, einer Behinderung, des Alters oder der sexuellen Identität zu verhindern oder zu beseitigen.

§ 2 Anwendungsbereich
(1) Benachteiligungen aus einem in § 1 genannten Grund sind nach Maßgabe dieses Gesetzes unzulässig in Bezug auf:

1. die Bedingungen, einschließlich Auswahlkriterien und Einstellungsbedingungen, für den Zugang zu unselbstständiger und selbstständiger Erwerbstätigkeit, sind unabhängig vom Tätigkeitsfeld und beruflicher Position, sowie für den beruflichen Aufstieg,
2. die Beschäftigungs- und Arbeitsbedingungen, einschließlich Arbeitsentgelt und Entlassungsbedingungen, insbesondere in individual- und kollektivrechtlichen Vereinbarungen und Maßnahmen bei der Durchführung und Beendigung eines Beschäftigungsverhältnisses, sowie beim beruflichen Aufstieg,
3. den Zugang zu allen Formen und allen Ebenen der Berufsberatung, der Berufsbildung, einschließlich der Berufsausbildung, der beruflichen Weiterbildung und der Umschulung, sowie der praktischen Berufserfahrung,
4. die Mitgliedschaft und Mitwirkung in einer Beschäftigten- oder Arbeitgebervereinigung oder einer Vereinigung, deren Mitglieder einer bestimmten Berufsgruppe angehören, einschließlich der Inanspruchnahme der Leistungen solcher Vereinigungen,

(...)

---

[1]Allgemeines Gleichbehandlungsgesetz vom 14.08.2006 <https://www.gesetze-im-internet. de/bundesrecht/agg/gesamt.pdf> am 28.07.2016.

§ 3 Begriffsbestimmungen
(3) Eine **Belästigung** ist eine Benachteiligung, wenn unerwünschte Verhaltensweisen, die mit einem in § 1 genannten Grund in Zusammenhang stehen, bezwecken oder bewirken, dass die Würde der betreffenden Person verletzt und ein von Einschüchterungen, Anfeindungen, Erniedrigungen, Entwürdigungen oder Beleidigungen gekennzeichnetes Umfeld geschaffen wird.

(4) Eine **sexuelle Belästigung** ist eine Benachteiligung in Bezug auf § 2 Abs. 1 Nr. 1 bis 4, wenn ein unerwünschtes, sexuell bestimmtes Verhalten, wozu auch unerwünschte sexuelle Handlungen und Aufforderungen zu diesen, sexuell bestimmte körperliche Berührungen, Bemerkungen sexuellen Inhalts sowie unerwünschtes Zeigen und sichtbares Anbringen von pornografischen Darstellungen gehören, bezweckt oder bewirkt, dass die Würde der betreffenden Person verletzt wird, insbesondere wenn ein von Einschüchterungen, Anfeindungen, Erniedrigungen, Entwürdigungen oder Beleidigungen gekennzeichnetes Umfeld geschaffen wird.

Sexuelle Belästigung am Arbeitsplatz umfasst nicht nur Handlungen, die ohnehin unter die Straftaten gegen die sexuelle Selbstbestimmung im Sinne der §§ 174 bis 184 StGB – wie z. B. sexuelle Nötigung und Vergewaltigung – fallen, sondern auch jedes vorsätzliche, sexuell bestimmte Verhalten, das die Würde von Beschäftigten am Arbeitsplatz verletzt.

Belästigungen können am Arbeitsplatz, in Kantinen, in Treppenhäusern, auf Fluren, auf Betriebsausflügen, auf Betriebsfeiern, auf Weihnachtsfeiern oder im Rahmen von Dienstreisen erfolgen.

Beispiele
- Taxierende Blicke
- Pfiffe
- Anzügliche Bemerkungen
- Anspielungen auf sexuelles Verhalten im Privatleben
- Obszöne Witze
- Schilderungen sexueller Erlebnisse
- Zurschaustellung der Genitalien
- Scheinbar zufällige Bemerkungen oder Berührungen
- Aufgedrängte Küsse und Umarmungen
- Telefongespräche, Briefe, E-Mails, SMS usw. mit sexuellem Inhalt

- Pornografische Bilder u. ä. in Arbeits- und Aufenthaltsräumen
- Aufforderungen zu sexuellen Handlungen
- Einladungen eindeutiger sexueller Absicht

Die Betroffenen fühlen sich nicht nur während der Arbeit bedroht, sondern sind einem grundsätzlichen Gefühl von Angst, Unsicherheit und Angespanntheit ausgesetzt. Aus der Belästigung am Arbeitsplatz können **längerfristige körperliche und psychische Beeinträchtigungen** resultieren, die auch eine medizinische oder therapeutische Behandlung notwendig machen können.

Beispiele
- Angstzustände
- Depressionen
- Schlafstörungen
- Essstörungen
- Schamgefühle
- Albträume
- Verlust der Arbeitsmotivation und/oder Arbeitsunfähigkeit[2].

§ 13 Beschwerderecht

(1) Die Beschäftigten haben das Recht, sich bei den zuständigen Stellen des Betriebs, des Unternehmens oder der Dienststelle zu beschweren, wenn sie sich im Zusammenhang mit ihrem Beschäftigungsverhältnis vom Arbeitgeber, von Vorgesetzten, anderen Beschäftigten oder Dritten wegen eines in § 1 genannten Grundes benachteiligt fühlen.

Die Beschwerde ist zu prüfen und das Ergebnis der oder dem beschwerdeführenden Beschäftigten mitzuteilen.

§ 14 Leistungsverweigerungsrecht

Ergreift der Arbeitgeber keine oder offensichtlich ungeeignete Maßnahmen zur Unterbindung einer Belästigung oder sexuellen Belästigung am Arbeitsplatz, sind die betroffenen Beschäftigten berechtigt, ihre Tätigkeit ohne Verlust des Arbeitsentgelts einzustellen, soweit dies zu ihrem Schutz erforderlich ist. § 273 des Bürgerlichen Gesetzbuchs bleibt hiervon unberührt.

---

[2]Roggenwallner/Herrmann/Jansen, Rdn. 711.

§ 15 Entschädigung und Schadensersatz
(1) Bei einem Verstoß gegen das Benachteiligungsverbot ist der Arbeitgeber verpflichtet, den hierdurch entstandenen Schaden zu ersetzen.

Dies gilt nicht, wenn der Arbeitgeber die Pflichtverletzung nicht zu vertreten hat.

(2) Wegen eines Schadens, der nicht Vermögensschaden ist, kann der Beschäftigte eine angemessene Entschädigung in Geld verlangen.

Die Entschädigung darf bei einer Nichteinstellung drei Monatsgehälter nicht übersteigen, wenn der oder die Beschäftigte auch bei benachteiligungsfreier Auswahl nicht eingestellt worden wäre.

(3) Der Arbeitgeber ist bei der Anwendung kollektivrechtlicher Vereinbarungen nur dann zur Entschädigung verpflichtet, wenn er vorsätzlich oder grob fahrlässig handelt.

(4) Ein Anspruch nach Absatz 1 oder 2 muss innerhalb einer Frist von zwei Monaten schriftlich geltend gemacht werden, es sei denn, die Tarifvertragsparteien haben etwas anderes vereinbart.

Die Frist beginnt im Falle einer Bewerbung oder eines beruflichen Aufstiegs mit dem Zugang der Ablehnung, und in den sonstigen Fällen einer Benachteiligung zu dem Zeitpunkt, in dem der oder die Beschäftigte von der Benachteiligung Kenntnis erlangt.

Wenn es ein Arbeitgeber trotz Kenntnis von sexuellen Belästigungen unterlässt, gegen diese vorzugehen, verstößt er gegen seine **Fürsorgepflicht** im Sinne des § 618 BGB. Der Betriebsrat bzw. der Personalrat ist durch das Betriebsverfassungsgesetz bzw. durch das Bundespersonalvertretungsgesetz verpflichtet, die Schutzgesetze zu überwachen. Betroffene selbst oder der Arbeitgeber können **Strafanzeige** erstatten[3].

▶   Praxistipp Wer am Arbeitsplatz sexuell belästigt wird, sollte Hilfe und
    Unterstützung von **Beratungsstellen** in Anspruch nehmen. Diese bieten
    beispielsweise kostenlose anonyme telefonische und persönliche

---

[3]Roggenwallner/Herrmann/Jansen, Rdn. 712.

Beratung für Betroffene an. In einer solchen Beratungsstelle können dann auch konkrete Verhaltensweisen am Arbeitsplatz erörtert werden. Diese Verhaltensweisen können etwa sein:

- Wann schalte ich den Dienstvorgesetzten bzw. den Arbeitgeber ein?
- Wann schalte ich den Betriebsrat ein?
- In welchem Umfang soll ich Aufzeichnungen anfertigen und wo soll ich diese hinterlegen?[4]

1.3   Der Umgang mit Missbrauchsopfern

Vor dem Hintergrund des unter 1.1 Ausgeführten können an dieser Stelle nur einige mögliche Verhaltensweisen für den Umgang mit Missbrauchsopfern aufgezeigt werden:

- Einer Patientin sollte sich fast schon zwingend eine weibliche Pflegekraft annehmen. Einem Patienten sollte sich dementsprechend eine männliche Pflegekraft annehmen.
- Sie sollten sich ausreichend Zeit nehmen.
- Fragen Sie den Patienten, was passiert ist.
- Schaffen Sie eine möglichst geschützte und störungsfreie Atmosphäre.
- Die Anamnese wird nicht alleine von einem Arzt durchgeführt (Zeuge – Absicherung in beide Richtungen –, Professionalität, Haftung).
- Sie sollten bei einem sich eventuell anschließenden Gespräch mit dem Patienten allein in einem Raum sein. Angehörige und Freunde als Zuhörer sollen nicht in diesem Raum anwesend sein.
- Der Arzt kann dem Patienten den Rat geben, die Polizei einzuschalten.
- Sie können dem Patienten das Angebot machen, einen Seelsorger/den psychologischen Dienst zu verständigen.

Es sind verschiedene Situationen denkbar, mit denen Sie konfrontiert werden können. Im Folgenden sollen einige mögliche Szenarien aufgezeigt werden:

- Eine klare und orientierte Patientin sagt Ihnen, dass sie vor einer Stunde vergewaltigt worden ist. Hier müssen Sie sofort einen Arzt benachrichtigen.
Sobald sich der Arzt davon überzeugt hat, dass der Patientin an einer Strafverfolgung des Täters gelegen ist, müssen nun eine Reihe von (gynäkologischen)

---

[4]Roggenwallner/Herrmann/Jansen, Rdn. 713.

Untersuchungen durchgeführt werden, um möglicherweise DNS des Täters, wie z.B. Sperma, zu sichern, sowie die Verletzungen genau zu dokumentieren. Diese Untersuchungen sind für das Opfer häufig nur schwer zu ertragen, da es die Situation „noch einmal durchleben muss", sie mit Schuldgefühlen einhergehen und schambehaftet sind.

- Die Patientin ist klar und orientiert. Sie haben anhand von „multiplen Hämatomen" an den Innenseiten der Oberarme sowie von Würgemalen am Hals den Verdacht, dass die Patientin Opfer einer Gewalttat geworden ist. Die Patientin äußert sich jedoch nicht dazu.

> ▶ Bei einem klaren und orientierten Patienten darf kein Handeln gegen seinen ausdrücklichen Willen erfolgen. Sie dürfen nicht auf eine mutmaßliche Einwilligung des Patienten rekrutieren. Wenn Sie jetzt in Aktionismus verfallen, wäre das nicht sachgemäß und möglicherweise strafbar. Damit das nicht passiert, müssen Sie hier einen Arzt hinzuziehen. Wenn Sie sich über das weitere Vorgehen nicht sicher sind oder sich mit der Situation überfordert fühlen, dann können Sie sich ärztlichen Rat einholen. Es sei an dieser Stelle noch einmal ausdrücklich darauf hingewiesen, dass insbesondere Opfer von Sexualstraftaten regelmäßig massive Schuldgefühle haben, die sie nicht selten ganz oder teilweise temporär handlungsunfähig machen. Ferner spielt das Schamgefühl eine große Rolle.

- Der Patient ist nicht ansprechbar und wurde in Begleitung des Notarztes auf Ihrer Station eingeliefert. In einem so gelagerten Fall werden nun ärztlicherseits die erforderlichen Untersuchungen und gegebenenfalls weiterführende Therapien (Operation, Intensivmedizin) durchgeführt.
- Ein Kind wird in Begleitung seiner Eltern auf Ihrer Station eingeliefert.
  Im Rahmen der Aufnahme stellen Sie multiple Hämatome am Oberkörper des Kindes fest. Die Eltern beteuern, dass ihr Sohn „die Treppe heruntergefallen sei", „sich beim Klettern auf dem heimischen Apfelbaum verletzt habe", „sich mit Gleichaltrigen geprügelt habe". Die Einlassungen sind vielfältig. Das kann sehr wohl zutreffend sein. Muss es aber nicht. Fest steht, dass Sie nicht dabei gewesen sind. Insoweit ist vieles spekulativ. Aber auch verdächtig. Hier müssen Sie einen Arzt informieren, der sich einerseits die Schilderungen der Eltern sehr genau anhören wird und mit den Verletzungsmustern abgleichen wird, um dann eine Entscheidung über das weitere Vorgehen zu treffen.

In vielen, wenn nicht sogar in den meisten Fällen, braucht es Zeit – viel Zeit. Vielleicht können sich die Opfer von (sexuellen) Gewaltstraftaten dann einer dritten Person öffnen.

Beispiel
Eine 89-jährige Frau vertraut sich Ihnen an und schildert, wie sie während des zweiten Weltkrieges sechsmal vergewaltigt worden ist. Für den angemessenen Umgang mit Opfern von sexueller Gewalt – seien sie männlich oder weiblich – brauchen Sie ein hohes Maß an Empathie und Zeit, die Sie sich dann nehmen sollten. Des Weiteren sind Sie für den Patienten vor allem als Zuhörer und Berater eine wertvolle Unterstützung.

Hinweise auf Gewalt bzw. sexuellen Missbrauch

Anzeichen für (sexuelle) Gewalt. (Sexuelle) Gewalt zum Nachteil von Kindern und Erwachsenen ist grundsätzlich nicht eindeutig zu erkennen. Es gibt aber Hinweise, die für die Anwendung von äußerer (sexueller) Gewalt sprechen können. Dies können beispielsweise sein:

- Lokalisationen und Formen von Hämatomen bzw. Verbrühungen auf den Streckseiten der Unterarme, bzw. der Unterschenkel.
- Die Hutkrempen-Regel: Die Hutkrempen-Regel ist ein Begriff aus der forensischen Traumatologie. Die Regel besagt, dass Verletzungen oberhalb einer gedachten Hutkrempe wahrscheinlich durch Schläge, unterhalb dieser Linie wahrscheinlich durch Stürze entstanden sind. Sie wird verwendet, um Dritteinwirkung festzustellen, wenn die betroffene Person nicht aussagen kann.
- Jegliche vaginale bzw. anale Verletzungen. Kinder führen sich für gewöhnlich keine Gegenstände vaginal bzw. anal ein. Ein anderes Verhalten könnte einen hochgradigen Verdacht auf einen Missbrauch darstellen.
- Nicht schlüssige bzw. widersprüchliche Erklärungsversuche des Opfers bzw. der Eltern. Hier wird dann von **ärztlicher Seite** das Jugendamt eingeschaltet.

Vaginale Befunde. Als spezifische Symptome gelten:

- Alle Verletzungen im Ano-Genitalbereich ohne plausible Anamnese. Dazu gehören Hämatome, Quetschungen, Striemen, Einrisse und Bisswunden
- Ein weiterer Eingang der Vagina oder eine Rötung
- Einrisse oder venöse Stauung im Analbereich[5]

Diese Befunde werden nicht alleine von einem Arzt erhoben (Zeuge – Absicherung in beide Richtungen –, Professionalität, Haftung).

---

[5]Rauch/Weissenrieder/Peschers, Seite A 2685.

Rechtsmedizinische und gynäkologische Aspekte.

- Abwehrverletzungen des Opfers
- Zeichen einer stumpfen/schürfenden Gewalteinwirkung wie Hämatome und Kratzer
- Würgemale
- Petechien[6] in Augenlid- und -bindehäuten, der Mundschleimhaut und/ oder Hinterohrregion als Folge des Würgens[7]

Hier ist zwingend ein Arzt zu informieren.

▶   Die Dokumentation erfolgt so detailliert wie möglich und wird von einem Arzt vorgenommen. So sollte beispielsweise eine Anzahl von Hämatomen an der Oberarminnenseite nicht als „multiple Hämatome am Oberarm" beschrieben werden, sondern es sollte die Darstellung der einzelnen Hämatome in Größe, Form, Lokalisation und Farbe erfolgen, um dann die Interpretation, beispielsweise eine Haltegriffverletzung, formulieren zu können.

---

[6]Als Petechie wird eine punktförmige Haut- oder Schleimhautblutung in Form einer Kapillarblutung bezeichnet.
[7]Rauch/Weissenrieder/Peschers, Seite A 2686.

2.1 Aufbau des vorsätzlichen Begehungsdelikts

Geschütztes Rechtsgut Rechtsgüter sind solche Eigenschaften von Personen, Sachen oder Institutionen, die – wie z. B. Leib, Leben, Freiheit, Rechtspflege – der freien Entfaltung des Einzelnen in einer rechts- und sozialstaatlich verfassten demokratischen Gesellschaft dienen[1].

Tatbestand Auf der Tatbestandsstufe des Deliktsaufbaus (Tatbestandsmäßigkeit) wird geprüft, ob das Verhalten des Täters die im Gesetz genannten positiven Merkmale einer bestimmten Straftat (z. B. Körperverletzung) erfüllt[2].

Objektiver Tatbestand Zusammenfassung der das Unrecht eines Verhaltens objektiv begründenden Merkmale ohne Berücksichtigung der Kenntnisse, Motive und Fähigkeiten des konkreten Täters.

Subjektiver Tatbestand Notwendiges subjektives Unrechtselement: Vorsatz[3].

Vorsatz Vorsatz ist das Wissen und Wollen der Tatbestandsverwirklichung[4].

---

[1]Kindhäuser, LPK-StGB, Vor § 1 Rdn. 13.

[2]Kindhäuser, LPK-StGB, Vor § 13 Rdn. 25.

[3]Kindhäuser, LPK-StGB, Vor § 13 Rdn. 22.

[4]BGHSt 19, Seite 295, (298); BGHSt 36, Seite 1, (9 ff.).

© Springer Fachmedien Wiesbaden GmbH 2017
U.H. Dammann, *Sexualstrafrecht in Medizin und Pflege,* essentials,
DOI 10.1007/978-3-658-18969-3_2

Arten des Vorsatzes:
- Absicht (dolus directus 1. Grades)
- Sicheres Wissen (dolus directus 2. Grades)
- Eventualvorsatz (dolus eventualis) „billigend-in-kauf-nehmen"

Rechtswidrigkeit Jede Handlung, die der Rechtsordnung widerspricht, ist rechtswidrig. Wer den Tatbestand eines Strafgesetzes verwirklicht, handelt allerdings dann nicht rechtswidrig, wenn ein sogenannter Rechtfertigungsgrund vorliegt und der Täter sich darüber im Klaren ist[5].

Es ist zu prüfen, ob es Gründe gibt, nach denen das Verhalten des Täters als erlaubt anzusehen ist[6].

Rechtfertigungsgründe:
- Notwehr, § 32 StGB
- Nothilfe, § 32 StGB
- rechtfertigender Notstand, § 34 StGB
- Einwilligung

Schuld. Schuld bedeutet vor allem **Vorwerfbarkeit**[7].

Den Kern der Vorwerfbarkeit wird man darin zu finden haben, dass der Täter rechtswidrig gehandelt hat, obwohl er unter den konkreten Umständen fähig war, sich von der Rechtspflicht zu normgemäßem Verhalten bestimmen zu lassen[8].

Eine Schuld liegt im strafrechtlichen Sinne vor, wenn man jemandem ein mit Strafe bedrohtes Handeln vorwerfen kann.

Der Täter muss bei der Begehung der Tat schuldfähig gewesen sein, denn wer schuldunfähig ist, kann nicht bestraft werden[9].

---

[5] http://www.rechtslexikon.net/d/rechtswidrigkeit/rechtswidrigkeit.htm.

[6] Kindhäuser, LPK-StGB, Vor § 13 Rdn. 6.

[7] BGHSt-GS 2, Seite 194, (200).

[8] Lackner/Kühl, Vor § 13 Rdn. 23.

[9] http://www.rechtslexikon.net/d/schuld/schuld.htm.

Entschuldigungsgründe:
- Notwehrexzess, § 33 StGB
- entschuldigender Notstand, § 35 StGB
- übergesetzlicher entschuldigender Notstand, § 35 StGB analog
  - **Glaubens- und Gewissensfreiheit, Artikel 4 Grundgesetz.** Konflikt zwischen der Rechtsüberzeugung der Gesellschaft und der eigenen Glaubensüberzeugung. Die herrschende Meinung lehnt das ab.
  Beispiel: Religiöse Sondergemeinschaft – Totalverweigerer; Verweigerung von lebensrettender Bluttransfusion.

2.2 Gewaltbegriff

Der Gewaltbegriff ist im Grundsatz wie auch im Detail umstritten. Gewalt ist der körperlich wirkende Zwang durch die Entfaltung von Kraft oder durch sonstige physische Einwirkung, die nach ihrer Intensität und Wirkungsweise dazu geeignet ist, die freie Willensentschließung oder Willensbetätigung eines anderen zu beeinträchtigen[10].

Vis[11] absoluta[12] und vis compulsiva[13] Die Gewalt kann als Zwangsmittel absolut oder kompulsiv eingesetzt werden:

- **Vis absoluta.** Bei der absoluten (willensbrechenden) Gewalt nimmt der Täter dem Opfer physisch die Möglichkeit, eine Verhaltensalternative zu ergreifen, sei es, dass das Opfer einen entsprechenden Willensentschluss erst gar nicht fassen kann, sei es, dass es einen bereits gefassten Willensentschluss nicht in die Tat umzusetzen vermag; (möglicher) Widerstand wird faktisch ausgeschlossen[14].
- **Vis compulsiva.** Bei der kompulsiven (willensbeugenden) Gewalt zwingt der Täter das Opfer, zur Abwendung einer (weiteren) gegenwärtigen physischen Beeinträchtigung von Gütern eine ungewollte Verhaltensalternative zu ergreifen, wobei die Beeinträchtigung vom Opfer körperlich („spürbar"), aber auch rein kognitiv wahrgenommen werden kann[15].

---

[10]BGH NJW 1995, Seite 2862.

[11]lateinisch vis, femininum „Kraft".

[12]lateinisch absolutus, absoluta, absolutum „absolut".

[13]lateinisch com-pellere, com-pello, com-puli, com-pulsum „(zusammen) treiben, zwingen".

[14]Kindhäuser, LPK-StGB, Vor § 232–241a Rdn. 16.

[15]Kindhäuser, LPK-StGB, Vor § 232–241a Rdn. 17.

Straftaten gegen die sexuelle Selbstbestimmung

3

Sexuelle Gewalt ist ein häufiges Problem. Es ist in allen gesellschaftlichen Schichten anzutreffen und betrifft Kinder, Jugendliche und Erwachsene beider Geschlechter[1].

Allgemeines Mit der Bezeichnung „Straftaten gegen die sexuelle Selbstbestimmung" für die im 13. Abschnitt zusammengefassten Delikte soll zum Ausdruck gebracht werden, dass das Strafrecht nicht dem Schutz einer bestimmten sittlichen Sexualordnung dient, sondern ein individuelles Freiheitsrecht sichern soll[2].

Kind im Sinne des Strafrechts, § 19 StGB

§ 19 Schuldunfähigkeit des Kindes

Schuldunfähig ist, wer bei Begehung der Tat noch nicht vierzehn Jahre alt ist[3].

Jugendlicher im Sinne des Strafrechts, § 10 StGB

§ 10 Sondervorschriften für Jugendliche und Heranwachsende

Für Taten von Jugendlichen und Heranwachsenden gilt dieses Gesetz nur, soweit im Jugendgerichtsgesetz nichts anderes bestimmt ist[4].

---

[1]Rauch/Weissenrieder/Peschers, Seite A 2685.

[2]Kindhäuser, LPK-StGB, Vor §§ 174–184 g Rdn. 1.

[3]<https://www.gesetze-im-internet.de/bundesrecht/stgb/gesamt.pdf> am 30.07.2016.

[4]<https://www.gesetze-im-internet.de/bundesrecht/stgb/gesamt.pdf> am 30.07.2016.

© Springer Fachmedien Wiesbaden GmbH 2017
U.H. Dammann, *Sexualstrafrecht in Medizin und Pflege,* essentials,
DOI 10.1007/978-3-658-18969-3_3

§ 1 Jugendgerichtsgesetz (JGG)
Persönlicher und sachlicher Anwendungsbereich
(1) Dieses Gesetz gilt, wenn ein Jugendlicher oder ein Heranwachsender eine Verfehlung begeht, die nach den allgemeinen Vorschriften mit Strafe bedroht ist.

(2) Jugendlicher ist, wer zur Zeit der Tat vierzehn, aber noch nicht achtzehn, Heranwachsender, wer zur Zeit der Tat achtzehn, aber noch nicht einundzwanzig Jahre alt ist[5].

§ 3 Jugendgerichtsgesetz (JGG)
Verantwortlichkeit

Ein Jugendlicher ist strafrechtlich verantwortlich, wenn er zur Zeit der Tat nach seiner sittlichen und geistigen Entwicklung reif genug ist, das Unrecht der Tat einzusehen und nach dieser Einsicht zu handeln.

Zur Erziehung eines Jugendlichen, der mangels Reife strafrechtlich nicht verantwortlich ist, kann der Richter dieselben Maßnahmen anordnen wie das Familiengericht[6].

Jugendlicher ist mithin, wer das 14. Lebensjahr, aber noch nicht das 18. Lebensjahr vollendet hat.

Geschütztes Rechtsgut Dass die **sexuelle Selbstbestimmung** geschütztes Rechtsgut aller Tatbestände des Abschnitts ist, geht bereits aus der Überschrift hervor. Der Begriff der Selbstbestimmung ist sehr weit und allgemein zu verstehen.

▶ Unter **sexueller Selbstbestimmung** ist die Freiheit zu verstehen, über Ort, Zeit, Form und Partner sexuellen Verhaltens frei entscheiden zu können[7].

Eingruppierung Die Straftaten des 13. Abschnitts lassen sich in sechs Gruppen mit spezifisch akzentuierter Schutzrichtung unterteilen[8]:

---

[5]<https://www.gesetze-im-internet.de/bundesrecht/jgg/gesamt.pdf> am 30.07.2016.

[6]<https://www.gesetze-im-internet.de/bundesrecht/jgg/gesamt.pdf> am 30.07.2016.

[7]Kindhäuser, LPK-StGB, Vor §§ 174–184 g Rdn. 1.

[8]Kindhäuser, LPK-StGB, Vor §§ 174–184 g Rdn. 2.

1. Delikte gegen die sexuelle Selbstbestimmung im engeren Sinne
   - Sexueller Missbrauch von Gefangenen, behördlich Verwahrten oder Kranken und Hilfsbedürftigen in Einrichtungen, § 174a Absatz 2
   - Sexueller Missbrauch unter Ausnutzung eines Beratungs-, Behandlungs- oder Betreuungsverhältnisses, § 174c
   - Sexuelle Nötigung; Vergewaltigung, § 177
   - Sexuelle Nötigung und Vergewaltigung mit Todesfolge, § 178
   - Sexueller Missbrauch widerstandsunfähiger Personen, § 179
2. Delikte gegen die sexuelle Entwicklung in der Jugend
   - Sexueller Missbrauch von Schutzbefohlenen, § 174
   - Sexueller Missbrauch von Kindern, § 176
   - Schwerer sexueller Missbrauch von Kindern, § 176a
   - Sexueller Missbrauch von Kindern mit Todesfolge, § 176b
   - Förderung sexueller Handlungen Minderjähriger, § 180
   - Sexueller Missbrauch von Jugendlichen, § 182
   - Ausübung der verbotenen Prostitution, § 184 f.
3. Missbrauch institutioneller Abhängigkeiten
   - Sexueller Missbrauch von Gefangenen, behördlich Verwahrten oder Kranken und Hilfsbedürftigen in Einrichtungen, § 174a Absatz 1
   - Sexueller Missbrauch unter Ausnutzung einer Amtsstellung, § 174b
4. Förderung und Ausnutzung von Prostitution
   - Ausbeutung von Prostituierten, § 180a
   - Zuhälterei, § 181a
5. Verbreitung pornografischer Schriften
   - Verbreitung pornografischer Schriften, § 184 in Verbindung mit § 184d
   - Verbreitung gewalt- oder tierpornografischer Schriften, § 184a In Verbindung mit § 184d
   - Verbreitung, Erwerb und Besitz kinderpornografischer Schriften, § 184b in Verbindung mit § 184d
   - Verbreitung, Erwerb und Besitz jugendpornografischer Schriften, § 184c in Verbindung mit § 184d
   - Zugänglichmachen pornografischer Inhalte mittels Rundfunk oder Telemedien; Abruf kinder- und jugendpornografischer Inhalte mittels Telemedien, §184d
6. Sexuelle Belästigung unbeteiligter Dritter
   - Exhibitionistische Handlungen, § 183
   - Erregung öffentlichen Ärgernisses, § 183a
   - Veranstaltung und Besuch kinder- und jugendpornografischer Darbietungen, § 184e

3.1   Sexueller Missbrauch von Schutzbefohlenen, § 174 StGB

(1) Wer sexuelle Handlungen

1. an einer Person unter sechzehn Jahren, die ihm zur Erziehung, zur Ausbildung oder zur Betreuung in der Lebensführung anvertraut ist,
2. an einer Person unter achtzehn Jahren, die ihm zur Erziehung, zur Ausbildung oder zur Betreuung in der Lebensführung anvertraut oder im Rahmen eines Dienst- oder Arbeitsverhältnisses untergeordnet ist, unter Missbrauch einer mit dem Erziehungs-, Ausbildungs-, Betreuungs-, Dienst- oder Arbeitsverhältnis verbundenen Abhängigkeit oder
3. an einer Person unter achtzehn Jahren, die sein leiblicher oder rechtlicher Abkömmling ist oder der seines Ehegatten, seines Lebenspartners oder einer Person, mit der er in eheähnlicher oder lebenspartnerschaftsähnlicher Gemeinschaft lebt, vornimmt oder an sich von dem Schutzbefohlenen vornehmen lässt, wird mit Freiheitsstrafe von drei Monaten bis zu fünf Jahren bestraft.

(2) Mit Freiheitsstrafe von drei Monaten bis zu fünf Jahren wird eine Person bestraft, die in einer dazu bestimmten Einrichtung die Erziehung, Ausbildung oder Betreuung in der Lebensführung von Personen unter achtzehn Jahren anvertraut ist, und die sexuelle Handlungen

1. an einer Person unter sechzehn Jahren, die zu dieser Einrichtung in einem Rechtsverhältnis steht, das ihrer Erziehung, Ausbildung oder Betreuung in der Lebensführung dient, vornimmt oder an sich von ihr vornehmen lässt oder
2. unter Ausnutzung ihrer Stellung an einer Person unter achtzehn Jahren, die zu dieser Einrichtung in einem Rechtsverhältnis steht, das ihrer Erziehung, Ausbildung oder Betreuung in der Lebensführung dient, vornimmt oder an sich von ihr vornehmen lässt.

(3) Wer unter den Voraussetzungen des Absatzes 1 oder 2

1. sexuelle Handlungen vor dem Schutzbefohlenen vornimmt oder
2. den Schutzbefohlenen dazu bestimmt, dass er sexuelle Handlungen vor ihm vornimmt, um sich oder den Schutzbefohlenen hierdurch sexuell zu erregen, wird mit Freiheitsstrafe bis zu drei Jahren oder mit Geldstrafe bestraft.

(4) Der Versuch ist strafbar.

(5) In den Fällen des Absatzes 1 Nummer 1, des Absatzes 2 Nummer 1 oder des Absatzes 3 in Verbindung mit Absatz 1 Nummer 1 oder mit Absatz 2 Nummer 1 kann das Gericht von einer Bestrafung nach dieser Vorschrift absehen, wenn das Unrecht der Tat gering ist[9].

Geschütztes Rechtsgut Die Vorschrift dient der Sicherung der sexuellen Selbstbestimmung und der ungestörten sexuellen Entwicklung von Kindern und Jugendlichen innerhalb bestimmter Abhängigkeitsverhältnisse[10].

Die Strafbarkeit nach § 174 beruht auf der Unterstellung, dass Kindern und Jugendlichen per se die Einwilligungsfähigkeit fehlt. Es sind jedoch Grenzfälle möglich, die mit dem angehobenen Strafrahmen in Absatz 1 gegebenenfalls nicht zu bewältigen sind[11].

Tatbestand (vgl. Abschn. 2.1).

Objektiver Tatbestand (vgl. Abschn. 2.1).

Erziehung Erziehung ist die Leitung und Überwachung der Lebensführung zur Förderung der körperlichen und seelischen Entwicklung[12].

Ausbildung Ausbildung ist die Vermittlung (größerer) fachlicher Kenntnisse und Fähigkeiten auf einem beliebigen Gebiet zu einem bestimmten Ziel, insbesondere zum Erwerb der erforderlichen Berufserfahrung[13].

Betreuung in der Lebensführung Unter Betreuung in der Lebensführung ist die gestaltende Mitverantwortung für das körperliche und seelische Wohl des Schutzbefohlenen im Ganzen zu verstehen[14]. Dem Täter müssen dabei insbesondere das Recht und die Pflichten obliegen, seine geistig-sittliche Entwicklung zu überwachen und zu leiten[15].

---

[9]<https://www.gesetze-im-internet.de/bundesrecht/stgb/gesamt.pdf> am 10.08.2016.

[10]BGH NStZ, 1983, Seite 553.

[11]Kindhäuser, LPK-StGB, § 174 Rdn. 1.

[12]Kindhäuser, LPK-StGB, § 174 Rdn. 3.

[13]BGHSt 21, Seite 196 (198).

[14]BGHSt 33, Seite 340 (344).

[15]BGHSt 41, Seite 137 (139).

Anvertraut Der Schutzbefohlene ist einer Person (dem Täter) anvertraut, wenn er zu diesem in einer engen, durch Unterordnung und Abhängigkeit geprägten Beziehung steht. Eine Übertragung der Sorgepflicht ist die Regel, aber nicht notwendig, sodass ein entlaufener Minderjähriger auch demjenigen anvertraut sein kann, der seine Betreuung tatsächlich übernimmt[16].

Untergeordnet in einem Dienst- oder Arbeitsverhältnis In einem untergeordneten Dienst- oder Arbeitsverhältnis befindet sich, wer für einen anderen Arbeiten oder Dienste zu verrichten hat und hierbei einem Vorgesetzten unterstellt ist[17].

Schutzbefohlener Schutzbefohlene sind strafrechtlich besonders geschützte Personen und Personengruppen, und zwar Jugendliche und in Ausbildung befindliche Personen, die von ihren Erziehern abhängig beziehungsweise in einem Arbeitsverhältnis untergeordnet sind. Ferner Jugendliche und wegen Gebrechlichkeit oder Krankheit Wehrlose, die der Obhut einer Person (des Täters) unterstehen oder deren Hausstand angehören. Schutzbefohlene werden, je nach Ausgestaltung des Tatbestandes, gegen rohe Misshandlungen und böswillige, gesundheitsschädliche Vernachlässigung nach § 225 StGB, gegen sexuellen Missbrauch nach § 174 StGB und gegen eine die körperliche oder psychische Entwicklung erheblich schädigende Verletzung der Fürsorge- oder Erziehungspflicht nach § 171 StGB geschützt.

Bejaht werden kann ein derartiges Schutzverhältnis zum Schutzbefohlenen z. B. bei:

- Arbeitgeber
- Babysitter
- Betreuer
- Eltern
- Erzieher
- Lehrer
- Mitarbeiter des Jugendamts
- Mitarbeiter eines Krankenhauses
- Mitarbeiter eines Pflegeheims
- Pflegepersonen
- Vormund[18]

---

[16]BGHSt 1, Seite 292.

[17]Kindhäuser, LPK-StGB, § 174 Rdn. 5.

[18]http://www.universal_lexikon.deacademic.com/120150/Schutzbefohlene.

Missbrauchen Der Täter missbraucht die tatbestandsmäßige Beziehung, wenn er gerade die sich aus ihr ergebende Abhängigkeit des Opfers zur Tatausführung ausnutzt. Entscheidend ist hierbei, dass die sexuellen Handlungen auf beiden Seiten im Bewusstsein der spezifischen Abhängigkeit vorgenommen werden[19]

Tathandlung nach Absatz 1 Tathandlungen nach Absatz 1 sind nur **sexuelle Handlungen,** die der Täter „an" dem Schutzbefohlenen, d. h. an dessen Körper, vornimmt oder die er von diesem am eigenen Körper vornehmen lässt[20]. Sexuelle Handlungen sind Verhaltensweisen, die aufgrund ihres äußeren Erscheinungsbildes oder des konkreten Kontextes geschlechtsbezogen sind[21]. Sie müssen mit dem eigenen oder an einem fremden Körper vollzogen werden. Verbale Äußerungen oder das Vorzeigen von Darstellungen sind nicht einschlägig[22].

Tathandlung nach Absatz 2 Tathandlungen nach Absatz 2 sind **sexuelle Handlungen,** die der Täter „vor" dem Schutzbefohlenen vornimmt oder das Bestimmen des Schutzbefohlenen, solche Handlungen „vor" dem Täter vorzunehmen. Bei Handlungen vor einer Person im Sinne des § 184 g Nr. 2 StGB fehlt der körperliche Kontakt mit dieser. Der Betreffende muss hier jedoch die Handlung wahrnehmen, und diese Wahrnehmung muss zudem **subjektiv** für den Täter ein entscheidender Faktor der Tat sein[23].

Bestimmen Bestimmen nach Absatz 2 Nr. 2 ist Verursachen (auch Mitverursachen) des Entschlusses zur Vornahme[24].

    Subjektiver Tatbestand (vgl. Abschn. 2.1).
    Rechtswidrigkeit (vgl. Abschn. 2.1).
    Schuld (vgl. Abschn. 2.1).

---

[19]BGHSt 28, Seite 365 (367).

[20]Lackner/Kühl, § 174 Rdn. 10.

[21]BGH NStZ 1983, Seite 167 (169).

[22]Kindhäuser, LPK-StGB, § 184 g Rdn. 2.

[23]Kindhäuser, LPK-StGB, § 184 g Rdn. 7.

[24]Lackner/Kühl, § 174 Rdn. 13.

3.2 Sexueller Missbrauch von Gefangenen, behördlich Verwahrten oder Kranken und Hilfsbedürftigen in Einrichtungen, § 174a StGB

(1) Wer sexuelle Handlungen an einer gefangenen oder auf behördliche Anordnung verwahrten Person, die ihm zur Erziehung, Ausbildung, Beaufsichtigung oder Betreuung anvertraut ist, unter Missbrauch seiner Stellung vornimmt oder an sich von der gefangenen oder verwahrten Person vornehmen lässt, wird mit Freiheitsstrafe von drei Monaten bis zu fünf Jahren bestraft.

(2) Ebenso wird bestraft, wer eine Person, die in einer Einrichtung für kranke oder hilfsbedürftige Menschen aufgenommen und ihm zur Beaufsichtigung oder Betreuung anvertraut ist, dadurch missbraucht, daß er unter Ausnutzung der Krankheit oder Hilfsbedürftigkeit dieser Person sexuelle Handlungen an ihr vornimmt oder an sich von ihr vornehmen lässt.

(3) Der Versuch ist strafbar[25].

Fall 1

Zu § 174a Absatz 2[26]. Der Angeklagte war seit 1985 an der neurologischen Universitätsklinik K. tätig. Seit 1995 ist er dort als Oberarzt und außerplanmäßiger Professor angestellt. Von Ende 1999 bis April 2000 nahm er an vier Patientinnen im Rahmen von neurologischen Untersuchungen und von Therapien sexuelle Handlungen vor, insbesondere täuschte er Untersuchungshandlungen an den Brüsten und im Genitalbereich vor, die zum Teil mit einer Stimmgabel, zum Teil mit den Fingern durchgeführt wurden; einer Patientin griff er bei einer Therapiesitzung in die Schamhaare.

▶ Der Tatbestand des § 174 a Abs. 2 StGB kann auch dann erfüllt sein, wenn das Opfer der sexuellen Handlungen sich ihnen in dem Glauben, sie seien medizinisch indiziert, freiwillig unterwirft. Denn die sexuelle Selbstbestimmung des Opfers wird auch dann verletzt und die Krankheit oder Hilfsbedürftigkeit ausgenutzt, wenn ihm die Notwendigkeit einer Maßnahme aus Anlass der Krankheit oder Hilfsbedürftigkeit nur vorgespiegelt wird. Das Opfer duldet eine solche „ärztliche Handlung" nämlich nur, weil es sich dadurch Hilfe erhofft.

---

[25]<https://www.gesetze-im-internet.de/bundesrecht/stgb/gesamt.pdf> am 10.08.2016.
[26]BGH 2 StR 462/03 – Beschluss vom 18. Februar 2004.

Geschütztes Rechtsgut Geschützt sind die sexuelle Selbstbestimmung der Betroffenen, die störungsfreie Funktion der Einrichtung und das Vertrauen der Allgemeinheit in deren Integrität[27].

Täterstellung Die Vorschrift setzt in allen Fällen das Bestehen eines institutionellen Abhängigkeitsverhältnisses voraus, innerhalb dessen das Opfer dem Täter **anvertraut** ist[28].

Tatbestand (vgl. Abschn. 2.1).

Objektiver Tatbestand des Absatzes 2. Absatz 2 schützt Personen, die in eine Einrichtung für Kranke oder Hilfsbedürftige aufgenommen sind.

Einrichtung ist eine öffentliche oder private räumliche, sachliche und persönliche Betriebsgesamtheit, deren Zweck die Dienst- oder Hilfeleistung für kranke oder hilfsbedürftige Personen oder deren Betreuung oder Beaufsichtigung ist. Voraussetzung ist nach dem Sinn der Regelung immer ein räumlicher Zusammenhang[29].

Arten der Einrichtung Erfasst sind Einrichtungen zur **stationären** Hilfe, also jedenfalls:

- Krankenhäuser
- Pflegeheime
- Selbstständige Wohngruppen[30]

§ 174a Absatz 2 ist auch bei **teilstationären Einrichtungen** anzuwenden[31].

Mögliche Opfer Möglich Opfer sind Personen, die **in die Einrichtung aufgenommen** sind.

---

[27]Fischer, § 174a Rdn. 2.

[28]Fischer, § 174a Rdn. 3.

[29]Fischer, § 174a Rdn. 7.

[30]Fischer, § 174a Rdn. 7.

[31]Fischer, § 174a Rdn. 7a.

Aufgenommen:

- Bei **stationärer** Aufnahme kommt es auf die Dauer nicht an. Ein einmaliges Übernachten reicht aus.
- Eine **nichtstationäre** Aufnahme wird nur dann anzunehmen sein, wenn sich die Person in eine auf Dauer und Regelmäßigkeit angelegte Betreuung begeben hat, die von einem Abhängigkeitsverhältnis geprägt ist, das denen des Absatzes 1 und der stationären Aufnahme ähnlich ist.
- Eine **ambulante** Behandlung oder Betreuung reicht nicht aus[32].

Hilfsbedürftige Hilfsbedürftige sind nur die in den genannten – öffentlichen oder privaten – Einrichtungen zur Behandlung oder Pflege aufgenommenen, d. h. die in den räumlichen Einrichtungsbereich aufgenommenen Personen, nicht das Personal[33].

Zur Beaufsichtigung oder Betreuung anvertraut Täter kann nur eine Person sein, der das Opfer **zur Beaufsichtigung** im Hinblick auf Gefahren, die sich aus der Krankheit oder Hilfebedürftigkeit ergeben können oder **zur Betreuung** im Hinblick auf die Lebensführung, die sich aus der Hilfebedürftigkeit ergeben kann, **anvertraut** ist.

Betreuung umfasst Pflege, aber auch Hilfe zur Lebensführung.

Anvertraut ist das Opfer nur dem, der in einem konkreten Betreuungs- oder Beaufsichtigungsverhältnis zu ihm steht[34].

Missbrauch der Abhängigkeit setzt (kumulativ) voraus:

- Einen objektiven Zustand der Krankheit oder Hilfsbedürftigkeit.
- Das Ausnutzen dieses Zustandes durch den Täter.
  Dazu ist erforderlich, dass die durch den Zustand geschwächte Widerstandskraft des Hilfsbedürftigen die Tathandlung ermöglicht oder erleichtert, und dass der Täter die dadurch gebotene Gelegenheit wahrnimmt[35].

---

[32]Fischer, § 174a Rdn. 8.

[33]Lackner, § 174a Rdn. 5.

[34]Fischer, § 174a Rdn. 8b.

[35]Lackner, § 174a Rdn. 7 und 8.

Sexuelle Handlungen sind Verhaltensweisen, die aufgrund ihres äußeren Erscheinungsbildes oder des konkreten Kontextes geschlechtsbezogen sind[36].

Sie müssen mit dem eigenen oder an einem fremden Körper vollzogen werden. Verbale Äußerungen oder das Vorzeigen von Darstellungen sind nicht einschlägig[37].

Subjektiver Tatbestand (vgl. Abschn. 2.1).

Rechtswidrigkeit (vgl. Abschn. 2.1).

Schuld (vgl. Abschn. 2.1).

3.3   Sexueller Missbrauch unter Ausnutzung eines Beratungs-, Behandlungs- oder Betreuungsverhältnisses, § 174c StGB

(1) Wer sexuelle Handlungen an einer Person, die ihm wegen einer geistigen oder seelischen Krankheit oder Behinderung einschließlich einer Suchtkrankheit oder wegen einer körperlichen Krankheit oder Behinderung zur Beratung, Behandlung oder Betreuung anvertraut ist, unter Missbrauch des Beratungs-, Behandlungs- oder Betreuungsverhältnisses vornimmt oder an sich von ihr vornehmen läßt, wird mit Freiheitsstrafe von drei Monaten bis zu fünf Jahren bestraft.

(2) Ebenso wird bestraft, wer sexuelle Handlungen an einer Person, die ihm zur psychotherapeutischen Behandlung anvertraut ist, unter Missbrauch des Behandlungsverhältnisses vornimmt oder an sich von ihr vornehmen läßt.

(3) Der Versuch ist strafbar[38].

Fall 2

In einem Wohnheim für geistig beeinträchtigte junge Erwachsene haben zwei Heilerziehungspfleger Spätdienst. Bei einem Rundgang bemerkt Pfleger R., dass sich Pfleger G. im Zimmer der Bewohnerin S. aufhält und seine Hand auf die entblößte Brust der Bewohnerin legt.

---

[36]BGH NStZ 1983, Seite 167.

[37]Kindhäuser, LPK-StGB, § 184 g Rdn. 2.

[38]<https://www.gesetze-im-internet.de/bundesrecht/stgb/gesamt.pdf> am 14.08.2016.

Geschütztes Rechtsgut Die Vorschrift dient dem Schutz der sexuellen Selbstbestimmung von Personen, die wegen intellektuell, psychisch oder körperlich bedingter Schwächen in erhöhtem Maße der Gefahr sexueller Übergriffe im Rahmen therapeutischer Abhängigkeitsverhältnisse ausgesetzt sind[39].

▶ Zumindest mittelbar wird auch die Integrität der einschlägigen Behandlungs- und Beratungsverhältnisse sowie das Vertrauen in diese gesichert[40].

Die Taten nach Absatz 1 und Absatz 2 sind – nur eigenhändig begehbare – **Sonderdelikte**[41]. Ein mögliches **Einverständnis** des Opfers ist irrelevant[42].

Tatbestand (vgl. Abschn. 2.1).

Objektiver Tatbestand. Die Tat richtet sich gegen Personen, die an einer geistigen, seelischen oder körperlichen Krankheit oder Behinderung leiden.

Die Begriffe der Krankheit und der Behinderung überschneiden sich.

Geistige Krankheiten sind Intelligenzdefizite unterschiedlicher Schweregrade, die bei einer gewissen Dauer als geistige Behinderung[43] einzustufen sind[44].

Zu den **seelischen Krankheiten** gehören die anerkannten psychiatrischen Krankheitsbilder der endogenen und exogenen Psychosen. Persönlichkeitsstörungen[45] sind ihnen dann gleichzustellen, wenn sie einen Krankheitswert von klinischem Ausmaß erreichen[46].

Mit dem Begriff der **seelischen Behinderung** werden anhaltende psychische Beeinträchtigungen als Folge seelischer Krankheiten erfasst[47].

Die **körperliche Krankheit** ist ein vorübergehender, der Heilung bedürfender Zustand[48].

---

[39]Kindhäuser, LPK-StGB, § 174c Rdn. 1.

[40]BT-Drucks. 13/8267, Seite 4.

[41]Kindhäuser, LPK-StGB, § 174c Rdn. 1.

[42]BGH NJW 2011, Seiten 1891 ff.

[43]Oligophrenie.

[44]Kindhäuser, LPK-StGB, § 174c Rdn. 1.

[45]Psychopathien, Neurosen.

[46]Kindhäuser, LPK-StGB, § 174c Rdn. 1.

[47]Kindhäuser, LPK-StGB, § 174c Rdn. 1.

[48]Kindhäuser, LPK-StGB, § 174c Rdn. 1.

Eine **körperliche Behinderung** ist eine dauerhafte Beeinträchtigung wesentlicher körperlicher Funktionen[49].

Als **Suchtkrankheiten** sind vor allem Alkoholabhängigkeit, Medikamentenabhängigkeit und Drogenabhängigkeit zu nennen.

Zur **Behandlung** gehören auch begleitende diagnostische Untersuchungen und nachfolgende Rehabilitationsmaßnahmen. Das Vorliegen eines rein faktischen Behandlungsverhältnisses reicht nicht aus, da es einer gewissen Institutionalisierung des Anvertrauungsakts bedarf, um eine sachgerechte Eingrenzung des Opferkreises zu ermöglichen[50].

Die **Beratung** betrifft die einer möglichen Behandlung vorausgehenden Besprechungen[51].

Die **Betreuung** deckt sich mit der entsprechenden Pflicht aus § 174a.

Unter Betreuung in der Lebensführung ist die gestaltende Mitverantwortung für das körperliche und seelische Wohl des Schutzbefohlenen im Ganzen zu verstehen[52].

Die betroffenen Personen können sich in ambulanter Behandlung befinden, aber auch in teilstationären Einrichtungen (beispielsweise Behindertenwerkstätten, Tageskliniken) untergebracht sein[53].

Der **Täter** kann aus allen einschlägigen Berufsgruppen (einschließlich des Hilfspersonals) kommen, sofern ihm nur der Betreffende im Rahmen eines Beratungs-, Behandlungs- oder Betreuungsvertrages, der nicht notwendig zivilrechtlich wirksam sein muss, anvertraut ist[54].

Anvertraut ist das Opfer nur dem, der in einem konkreten Betreuungs- oder Beaufsichtigungsverhältnis zu ihm steht[55].

Von einem **Missbrauch** ist dem Zweck der Vorschrift gemäß bereits auszugehen, wenn der Täter eine sich aus dem Vertrauensverhältnis ergebende Tatgelegenheit wahrnimmt.

---

[49]Kindhäuser, LPK-StGB, § 174c Rdn. 1.

[50]Kindhäuser, LPK-StGB, § 174c Rdn. 3.

[51]Kindhäuser, LPK-StGB, § 174c Rdn. 3.

[52]BGHSt 33, Seite 340 (344).

[53]Kindhäuser, LPK-StGB, § 174c Rdn. 3.

[54]NStZ-RR 2012, Seite 44 f.

[55]Fischer, § 174a Rdn. 8b.

Eine Ausnutzung der krankheitsbedingten Schwäche des Opfers ist nicht erforderlich[56].

Sexuelle Handlungen sind Verhaltensweisen, die aufgrund ihres äußeren Erscheinungsbildes oder des konkreten Kontextes geschlechtsbezogen sind[57].

Sie müssen mit dem eigenen oder an einem fremden Körper vollzogen werden.

Verbale Äußerungen oder das Vorzeigen von Darstellungen sind nicht einschlägig[58].

3.4 Sexuelle Nötigung; Vergewaltigung, § 177 StGB

(1) Wer eine andere Person

1. mit Gewalt,
2. durch Drohung mit gegenwärtiger Gefahr für Leib oder Leben oder
3. unter Ausnutzung einer Lage, in der das Opfer der Einwirkung des Täters schutzlos ausgeliefert ist, nötigt, sexuelle Handlungen des Täters oder eines Dritten an sich zu dulden oder an dem Täter oder einem Dritten vorzunehmen, wird mit Freiheitsstrafe nicht unter einem Jahr bestraft.

(2) In besonders schweren Fällen ist das Strafmaß eine Freiheitsstrafe nicht unter zwei Jahren. Ein besonders schwerer Fall liegt in der Regel vor, wenn

1. der Täter mit dem Opfer den Beischlaf vollzieht oder ähnliche sexuelle Handlungen an dem Opfer vornimmt oder an sich von ihm vornehmen lässt, die dieses besonders erniedrigen, insbesondere, wenn sie mit einem Eindringen in den Körper verbunden sind (Vergewaltigung), oder
2. die Tat von mehreren gemeinschaftlich begangen wird[59].

---

[56]Kindhäuser, LPK-StGB, § 174c Rdn. 4.

[57]BGH NStZ 1983, Seite 167 (169).

[58]Kindhäuser, LPK-StGB, § 184 g Rdn. 2.

[59]<https://www.gesetze-im-internet.de/bundesrecht/stgb/gesamt.pdf> am 20.08.2016.

Mädchen und Frauen, Jungen und Männer befinden sich nach einer Vergewaltigung in einer psychischen Ausnahmesituation. Durch Beachtung einiger Grundre-
geln können Ärzte und Pflegende dem Opfer in der konkreten Situation die Lage
etwas erleichtern:

- Die Wartezeit kurz halten
- Die Untersuchung von einer Ärztin/einem Arzt durchführen lassen. Der Pati-
  entin/dem Patienten die Anwesenheit einer Vertrauensperson anbieten
- Die Anamnese in einem ruhigen Raum erheben
- Die ärztliche Untersuchung muss trotz der psychischen Situation des Opfers
  gründlich erfolgen. So werden keine Verletzungen des Opfers oder Spuren des
  Täters übersehen

3.5   Für die Pflege

Die Betroffenen reagieren sehr unterschiedlich auf das, was sie erleben mussten.
   Die Reaktionen reichen von gefasster Ruhe und Aufmerksamkeit bis hin zu
extremer Angst und Unruhe. Die vorherrschenden Gefühle sind:

- Ohnmacht
- Angst
- Ekel
- Selbstvorwürfe
- Scham sowie
- Ärger

Sie werden aber in dieser Situation selten zum Ausdruck gebracht. Die Betroffenen werden das, was sie erleiden mussten, nicht im Krankenhaus verarbeiten. Sie,
die Pflegenden, können aber durch eine situationsgerechte Begleitung den Opfern
Hilfe geben.

- Sie können den Patienten motivieren, möglichst schnell den Kontakt zu einer
  vertrauten Person aufzunehmen.
  Sie können auch einen Hinweis auf Notrufnummern und Selbsthilfegruppen
  geben, wenn es der Situation angemessen ist.

- Sie begleiten den Patienten mit Sensibilität und Verständnis bei der Untersuchung und Versorgung von Verletzungen.
- Sie gehen auf körperliche Beschwerden des Patienten ein.
- Wenn der Patient über das traumatische Geschehen sprechen möchte, dann kommen Sie dem Wunsch nach und hören ihm zu.
- Dokumentieren Sie das Gehörte in Form eines Gedächtnisprotokolls (Beweiszweck).[60]

Fall 3

Der 35 jährige Patient Sven T. hat sich ein Bein bei einem Motorradunfall gebrochen. Als sich die junge und äußert attraktive Krankenschwester Alexandra dem Bett des T. nähert, um ihn zu waschen, fasst dieser ihr fest ans Gesäß. Noch bevor Alexandra reagieren kann, zieht T. ein Springmesser und fordert sie auf, ihn gegen ihren Willen oral zu befriedigen. Alexandra hat Todesangst und sieht keinen anderen Ausweg. Sie fügt sich.

Fall 4

Der 40 jährige Patient Alfons F. hatte eine Hodentorsion und befindet sich nun auf der urologischen Station. Die junge und äußerst attraktive Krankenschwester Catharina hat Nachtdienst und ist mal wieder alleine auf der Station. Das hat F. sicher in Erfahrung gebracht. Als es ruhig auf der Station ist, schleicht er sich in das Stationszimmer und steht unvermittelt mit vorgehaltenem Messer vor Catharina. Er zwingt sie, sich auszuziehen und führt ihr einen Finger vaginal ein. **Abwandlung zu Fall 4.** Ändert sich etwas, wenn F. Catharina einen Gegenstand anal einführt?

Fall 5

Eine junge Frau begibt sich mit massiven Verletzungen am Enddarm in ärztliche Behandlung. Später stellt sich heraus, dass ihr ein Stift anal eingeführt wurde.

Geschütztes Rechtsgut. Die Vorschrift schützt die **Freiheit der sexuellen Selbstbestimmung** von Personen, unabhängig vom Geschlecht oder Alter, innerhalb und außerhalb der Ehe[61].

    § 177 Absatz 1 formuliert den **Grundtatbestand** der sexuellen Nötigung.

    § 177 Absatz 2 nennt eine Form der **Regelbeispieltechnik.**

    Objektiver Tatbestand der sexuellen Nötigung, § 177 Absatz 1

---

[60]Pflege Heute, Seite 1124.

[61]Kindhäuser, LPK-StGB, § 177 Rdn. 1.

Tathandlung ist die Nötigung einer (männlichen oder weiblichen) Person mit **Gewalt,** weiterhin durch **Drohung mit gegenwärtiger Gefahr für Leib oder Leben,** die im Anschluss an früher verübte Gewalt auch konkludent erfolgen kann[62]. Etwas anderes gilt jedoch dann, wenn zwischen der Gewaltanwendung und dem späteren Geschlechtsverkehr ein längerer Zeitraum, etwa von Wochen oder sogar Monaten, liegt[63].

Gewalt ist der körperlich wirkende Zwang durch die Entfaltung von Kraft oder durch sonstige physische Einwirkung, die nach ihrer Intensität und Wirkungsweise dazu geeignet ist, die freie Willensentschließung oder Willensbetätigung eines anderen zu beeinträchtigen[64].

Drohung mit gegenwärtiger Gefahr für Leib oder Leben

Drohung ist die Ankündigung einer als vom Täterwillen abhängig dargestellte Zufügung eines Übels[65]. Die Drohung ist geeignet, einen besonnenen Menschen in der konkreten Situation zu dem damit erstrebten Verhalten zu bestimmen[66]. Die Drohung kann ausdrücklich oder konkludent (durch schlüssiges Handeln bzw. Verhalten) erklärt werden.

Die Drohung muss eine **gegenwärtige Gefahr für Leib oder Leben** (des Adressaten der Drohung oder eines beliebigen Dritten) zum Gegenstand haben[67]. Die Gefahr ist **gegenwärtig,** wenn ihre Verwirklichung bei ungestörtem Verlauf der Dinge aus der Perspektive des Opfers als bevorstehend erscheint[68].

Die Situation des **schutzlosen Ausgeliefertseins** ist gegeben, wenn das Opfer aufgrund seiner **situationsbedingten Wehrlosigkeit** – beispielsweise wegen des Vorliegens fehlender Fluchtmöglichkeit oder der Abwesenheit Dritter – dem ungehemmten Einfluss des Täters preisgegeben ist[69].

---

[62]BGH NStZ 2005, Seite 168 (169); BGH NStZ 2012, Seite 34.

[63]BGH NStZ 2007, Seite 468.

[64]BGH NJW 1995, Seite 2862.

[65]BGHSt 7, Seite 252 (253).

[66]NStZ 1982, Seite 287.

[67]Kindhäuser, LPK-StGB, § 249 Rdn. 5.

[68]BGH NJW 1989, Seite 176.

[69]Kindhäuser, LPK-StGB, § 177 Rdn. 4.

Das **Ausnutzen** setzt voraus, dass die Lage des Opfers dem Täter die Gelegenheit zur Tat bietet und deren Ausführung (zumindest) erleichtert. Erfasst werden Fälle, in denen das Opfer an einen Ort verbracht wird, in dem keine Hilfe zu erwarten ist, und ihm eine Verteidigung angesichts der körperlichen Überlegenheit des Täters sinnlos erscheint[70].

Sexuelle Handlungen sind Verhaltensweisen, die aufgrund ihres äußeren Erscheinungsbildes oder des konkreten Kontextes geschlechtsbezogen sind[71].

Sie müssen mit dem eigenen oder an einem fremden Körper vollzogen werden.

Verbale Äußerungen oder das Vorzeigen von Darstellungen sind nicht einschlägig[72].

Der **Nötigungserfolg** liegt darin, dass das Opfer sexuelle Handlungen des Täters oder eines Dritten an sich duldet oder an dem Täter oder einem Dritten vornimmt.

Die sexuellen Handlungen müssen mit unmittelbarem **Körperkontakt** verbunden sein[73]. Anderenfalls wird die Nötigung nur von § 240 StGB erfasst[74]. Bei einem Einverständnis des Opfers entfällt die (vollendete) Nötigung; der erforderliche entgegenstehende Wille verlangt jedoch keinen Widerstand[75].

Zwischen der Nötigung und der sexuellen Handlung muss ein **Finalzusammenhang** bestehen[76]. Dieser Finalzusammenhang kann beispielsweise fehlen

- bei sexuellen Gewaltakten unter Ausnutzung des Überraschungsmoments[77] oder
- bei sexuellen Handlungen, die in sadistischen Akten bestehen[78].

Subjektiver Tatbestand (vgl. Abschn. 2.1).
    Rechtswidrigkeit (vgl. Abschn. 2.1).
    Schuld (vgl. Abschn. 2.1).

---

[70]BGH NJW 1999, Seite 369.

[71]BGH NStZ 1983, Seite 167 (169).

[72]Kindhäuser, LPK-StGB, § 184 g Rdn. 2.

[73]BGH NStZ 2007, Seite 217 (218).

[74]Kindhäuser, LPK-StGB, § 177 Rdn. 5.

[75]BGH NStZ 1992, Seite 176.

[76]BGH NStZ 2004, Seite 682 (683).

[77]BGHSt 31, Seite 76.

[78]BGHSt 17, Seite 1 (4).

3.6 Objektiver Tatbestand der Vergewaltigung, § 177 Absatz 2

Unter **Beischlaf** wird **zum einen** die der Art nach zur Zeugung geeignete (heterosexuelle) Vereinigung der Geschlechtsteile verstanden. Nach dieser Definition ist er bereits mit dem Eindringen des männlichen Gliedes vollzogen. Ein Einführen in den Scheidenvorhof[79] reicht aus[80].

Zu den **ähnlichen sexuellen Handlungen** gehören nur solche, die – wie die orale oder anale Penetration – mit einem Eindringen in den Körper des Opfers oder des Täters verbunden sind[81].

Ein **besonderes Erniedrigen** ist bei Handlungen anzunehmen, die mit einem Eindringen (von Körperteilen oder Gegenständen) in den Körper verbunden sind[82]. Ein besonderes Erniedrigen liegt vor, wenn das Opfer in gravierender, über die Verwirklichung des Grundtatbestands hinausgehender Weise zum Objekt sexueller Willkür herabgewürdigt wird und dies gerade in der Art und Ausführung der sexuellen Handlung zum Ausdruck kommt.

- Erzwungener Anal- oder Oralverkehr.
- Das Einführen von Gegenständen in Scheide oder Anus des Opfers[83].
- Der BGH vertritt in ständiger Rechtsprechung die Ansicht, dass das **Eindringen mit einem Finger** regelmäßig besonders erniedrigend und daher Vergewaltigung sei[84].

Eindringen in den Körper Die Legaldefinition der **Vergewaltigung** gilt nur für sexuelle Handlungen, die mit einem **Eindringen** in den Körper verbunden sind.

Das umfasst nicht nur die Einführung des Geschlechtsgliedes bei Vaginal-, Anal- oder Oralverkehr, sondern auch die **anderer Körperglieder** sowie von **Gegenständen.** Umfasst ist auch das Eindringen von **Körperprodukten** (Ejakulation in den Mund[85], Urinieren in den Mund)[86].

---

[79]Der Scheidenvorhof (Vestibulum vaginae) ist der Teil der Vulva, der zwischen den kleinen Schamlippen und zwischen Klitoris und Damm liegt.

[80]BGHSt 16, Seite 175 (177); BGHSt 37, Seite 153 (154). Mit dem Eindringen des Gliedes in den Scheidenvorhof ist der Beischlaf im Sinne des § 177 Absatz 2 Nr. 1 StGB vollendet. 2. Strafsenat des BGH am 26.07.1961.

[81]BGHSt 45, Seite 131 (132).

[82]BGH NStZ 2003, Seite 111.

[83]Fischer, § 177 Rdn. 67a.

[84]BGH NStZ-RR/P 1999, Seite 325 Nr. 24.

[85]BGHSt 53, Seite 118 (120).

[86]Fischer, § 177 Rdn. 66.

Subjektiver Tatbestand (vgl. Abschn. 2.1)
Rechtswidrigkeit (vgl. Abschn. 2.1)
Schuld (vgl. Abschn. 2.1)

3.7　　Exhibitionistische Handlungen, § 183 StGB

(1) Ein Mann, der eine andere Person durch eine exhibitionistische Handlung belästigt, wird mit Freiheitsstrafe bis zu einem Jahr oder mit Geldstrafe bestraft.

(2) Die Tat wird nur auf Antrag verfolgt, es sei denn, dass die Strafverfolgungsbehörde wegen des besonderen öffentlichen Interesses an der Strafverfolgung ein Einschreiten von Amts wegen für geboten hält.

(3) Das Gericht kann die Vollstreckung einer Freiheitsstrafe auch dann zur Bewährung aussetzen, wenn zu erwarten ist, dass der Täter erst nach einer längeren Heilbehandlung keine exhibitionistischen Handlungen mehr vornehmen wird[87].

Fall 6

Eine Schulklasse steigt in einen U-Bahnwagen ein. Es ist sehr beengt und viele Personen stehen gedrängt zusammen. Da beobachtet die 14-jährige Sophie, dass ein Mann auf einem der Sitzplätze seine Hose öffnet und sein Glied entblößt. Dabei schaut er sich um und beobachtet die Reaktionen der Mädchen. Sophie wendet sich geschockt an die Lehrerin.

Geschütztes Rechtsgut Die Vorschrift schützt die körperliche und psychische Integrität des Einzelnen vor ungewollten sexuellen Eindrücken[88].

　　Tatbestand (vgl. Abschn. 2.1).
　　Objektiver Tatbestand

---

[87]<https://www.gesetze-im-internet.de/bundesrecht/stgb/gesamt.pdf> am 28.08.2016.
[88]Kindhäuser, LPK-StGB, § 183 Rdn. 1.

Täter kann nur ein Mann sein.

Tathandlung ist die Belästigung eines anderen (Mann oder Frau) durch eine exhibitionistische Handlung.

Exhibitionistisch[89] ist das Entblößen des Geschlechtsteils zur ungewollten Wahrnehmung durch einen anderen, um sich hierdurch oder durch die Beobachtung der Reaktion des anderen geschlechtlich zu befriedigen, zu erregen oder eine Erregung zu intensivieren[90]. Handlungen ohne Tendenz zur spezifischen sexuellen Provokation werden nicht erfasst. Ferner sind Handlungen nicht von dieser Vorschrift erfasst, die nur der Vorbereitung eines anschließenden (erzwungenen oder erhofft freiwilligen) sexuellen Kontakts dienen[91].

Das Opfer (d. h. nur der Wahrnehmende) wird **belästigt,** wenn es in seinem psychischen Wohlbefinden nicht nur unerheblich beeinträchtigt wird. Reaktionen können Schrecken, Abscheu, Schock oder Verletzung des Schamgefühls sein[92].

Es liegt dann keine Belästigung vor, wenn

- der Betroffene lediglich Mitleid mit dem Täter empfindet
- der Betroffene über die Tat verwundert ist
- eine Person die Handlung nicht versteht (beispielsweise ein Kind)

Die Belästigung ist **Handlungserfolg.**
Subjektiver Tatbestand. Subjektiv ist

- direkter Vorsatz hinsichtlich des Entblößens
- zumindest bedingter Vorsatz hinsichtlich des Belästigungserfolgs
- und Absicht hinsichtlich der sexuellen Zielsetzung

erforderlich[93].
Rechtswidrigkeit (vgl. Abschn. 2.1).
Schuld (vgl. Abschn. 2.1).

---

[89]lat. exhibere, exhibeo, exhibui, exhibitum „darbieten", „darbringen".
[90]BGHR StGB § 183 Absatz 1 Exhibitionistische Handlung 1; OLG Düsseldorf NStZ 1998, Seite 412 f.
[91]Kindhäuser, LPK-StGB, § 183 Rdn. 2.
[92]Kindhäuser, LPK-StGB, § 183 Rdn. 2.
[93]OLG Düsseldorf NStZ 1998, Seite 412 f; BGH NStZ-RR 2007, Seite 374.

3.8   Antragsdelikt

Die Tat ist ein Antragsdelikt (Absatz 2).

3.9   Erregung öffentlichen Ärgernisses, § 183a StGB

Wer öffentlich sexuelle Handlungen vornimmt und dadurch absichtlich oder wissentlich ein Ärgernis erregt, wird mit Freiheitsstrafe bis zu einem Jahr oder mit. Geldstrafe bestraft, wenn die Tat nicht in § 183 mit Strafe bedroht ist[94].

Fall 7

Der Krankenpfleger Alexander Z. geht auf dem Rathausmarkt in Hamburg spazieren und lässt sein entblößtes und erigiertes Glied aus seiner Jeans ragen. Passanten können ohne Probleme sein erigiertes Glied wahrnehmen.

Geschützes Rechtsgut Die Vorschrift schützt den Einzelnen vor ungewollter Konfrontation mit sexuellen Eindrücken[95].

Objektiver Tatbestand

Tathandlung ist die Vornahme sexueller Handlungen. Eine provokative Zwecksetzung zur sexuellen Erregung des Täters oder Wahrnehmenden ist nicht erforderlich. Gleichwohl muss die Handlung im situativen Kontext objektiv geeignet sein, das psychische Empfinden Dritter nicht unerheblich zu beeinträchtigen[96].

Sexuelle Handlungen sind Verhaltensweisen, die aufgrund ihres äußeren Erscheinungsbildes oder des konkreten Kontextes geschlechtsbezogen sind[97].

Sie müssen mit dem eigenen oder an einem fremden Körper vollzogen werden. Verbale Äußerungen oder das Vorzeigen von Darstellungen sind nicht einschlägig[98].

Die Handlung ist **öffentlich vorgenommen,** wenn sie von einem größeren, individuell unbestimmten oder zwar individuell bestimmten, aber nicht durch persönliche Beziehungen miteinander verbundenen Personenkreis wahrgenommen werden kann[99].

---

[94]<https://www.gesetze-im-internet.de/bundesrecht/stgb/gesamt.pdf> am 30.08.2016.
[95]Kindhäuser, LPK-StGB, § 183a Rdn. 1.
[96]Kindhäuser, LPK-StGB, § 183a Rdn. 2.
[97]BGH NStZ 1983, Seite 167 (169).
[98]Kindhäuser, LPK-StGB, § 184 g Rdn. 2.
[99]BGHST 11, Seite 282 (284 ff.).

Ärgernis erregen Ein Ärgeris ist (als Erfolg) erregt, wenn wenigstens eine Person durch unmittelbares und ungewolltes Wahrnehmen der Handlung in ihren Gefühlen verletzt wird. Insoweit ist nicht betroffen, wer durch den gewollten Besuch sexueller Darbietungen negativ beeindruckt wird[100].

Subjektiver Tatbestand Subjektiv ist

- hinsichtlich des sexuellen Charakters des Verhaltens bedingter Vorsatz und
- hinsichtlich der Ärgerniserregung Absicht

erforderlich[101].

Rechtswidrigkeit (vgl. Abschn. 2.1).

Schuld (vgl. Abschn. 2.1).

3.10 Doppelehe, doppelte Lebenspartnerschaft, § 172 StGB

Mit Freiheitsstrafe bis zu drei Jahren oder mit Geldstrafe wird bestraft, wer verheiratet ist oder eine Lebenspartnerschaft führt und

1. mit einer dritten Person eine Ehe schließt oder
2. gemäß § 1 Absatz 1 des Lebenspartnerschaftsgesetzes gegenüber der für die Begründung der Lebenspartnerschaft zuständigen Stelle erklärt, mit einer dritten Person eine Lebenspartnerschaft führen zu wollen.

Ebenso wird bestraft, wer mit einer dritten Person, die verheiratet ist oder eine Lebenspartnerschaft führt, die Ehe schließt oder gemäß § 1 Absatz 1 des Lebenspartnerschaftsgesetzes gegenüber der für die Begründung der Lebenspartnerschaft zuständigen Stelle erklärt, mit dieser dritten Person eine Lebenspartnerschaft führen zu wollen[102].

---

[100]Kindhäuser, LPK-StGB, § 183a Rdn. 2.

[101]Kindhäuser, LPK-StGB, § 183a Rdn. 3.

[102]<https://www.gesetze-im-internet.de/bundesrecht/stgb/gesamt.pdf> am 02.09.2016.

3.11   Beischlaf unter Verwandten (Inzest), § 173 StGB

(1) Wer mit einem leiblichen Abkömmling den Beischlaf vollzieht, wird mit Freiheitsstrafe bis zu drei Jahren oder mit Geldstrafe bestraft.

(2) Wer mit einem leiblichen Verwandten aufsteigender Linie den Beischlaf vollzieht, wird mit Freiheitsstrafe bis zu zwei Jahren oder mit Geldstrafe bestraft; dies gilt auch dann, wenn das Verwandtschaftsverhältnis erloschen ist. Ebenso werden leibliche Geschwister bestraft, die miteinander den Beischlaf vollziehen.

(3) Abkömmlinge und Geschwister werden nicht nach dieser Vorschrift bestraft, wenn sie zur Zeit der Tat noch nicht achtzehn Jahre alt waren[103].

Der Begriff Inzest leitet sich von dem lateinischen Wort incestus "unkeusch" (auch Blutschande) ab.

Geschütztes Rechtsgut Schutzzweck der Vorschrift ist die Freihaltung der engsten Familie von sexuellen, mit der Ehe unvereinbaren Beziehungen. Sekundär soll auch möglichen Gefahren eugenischer[104] bzw. genetischer Schäden sowie der psychischen Entwicklung Minderjähriger (z. B. der Tochter begegnet werden)[105]. Nur die blutsmäßige Abstammung ist für die erforderliche Verwandtschaft maßgeblich[106].

Leiblicher Abkömmling Zu den Abkömmlingen zählen alle Nachfahren in absteigender Linie (Kinder, Enkel, Urenkel etc.). Die Begriffsauslegung ergibt sich aus § 1589 Satz 1 BGB (Definition der Verwandtschaft in gerader Linie).

Aus rechtlicher Sicht kommt es auf die rechtlich anerkannte Anstammung an.

Dies bedeutet, dass auch adoptierte Kinder oder nicht eheliche Kinder Abkömmlinge sind. Abkömmlinge sind Teil der gesetzlichen Erbfolge und haben darüber hinaus auch Anspruch auf Unterhalt[107].

---

[103]<https://www.gesetze-im-internet.de/bundesrecht/stgb/gesamt.pdf> am 02.09.2016.

[104]Eugenik (von altgriechisch eu „gut" und genos „Geschlecht") Wissenschaft von der Verbesserung der Erbanlagen in der menschlichen Bevölkerung (z. B. durch die Zurückdrängung von Erbkrankheiten).

[105]BGHSt 39, Seite 326, (329).

[106]BGHSt 7, Seite 245.

[107]http://www.anwaltonline.com/familienrecht/tips/abkoemmling.html.

Objektiver Tatbestand

- **Beischlaf** ist das der Art nach zur Zeugung geeignete, sei es auch nur unvollständige, Eindringen des männlichen Gliedes in das weibliche Geschlechtsorgan[108].
- Der Beischlaf ist bereits mit dem Beginn des Eindringens des männlichen Gliedes vollzogen. Ein Einführen in den Scheidenvorhof reicht aus[109].

Subjektiver Tatbestand Der Vorsatz muss sich auf die wirklichen blutsmäßigen Verhältnisse beziehen[110].

Rechtswidrigkeit (vgl. Abschn. 2.1).

Schuld (vgl. Abschn. 2.1).

3.12 Pädophilie

Die Pädophilie[111] zählt in der Sexualwissenschaft zu den umstrittensten Themen überhaupt. Es gibt die unterschiedlichsten Ansichten darüber, wie die Pädophilie zu bewerten ist, wo die Ursachen liegen und wie sie zu behandeln ist. In der klassischen Psychoanalyse zählt sie zu den Perversionen. Heute spricht man in der Sexualwissenschaft nicht mehr von Perversionen, sondern von **Paraphilien** oder (gleichbedeutend) von **sexuellen Präferenzstörungen.** Unter diesen Begriffen werden heute alle abweichenden, als krankhaft geltenden sexuellen Vorlieben zusammengefasst. Beide Begriffe sind nicht wertend gemeint, wogegen die frühere Bezeichnung Perversion heute einen sehr abwertenden Beigeschmack hat.

Unter einer **sexuellen Präferenz** versteht man die sexuellen Sehnsüchte und Vorlieben eines Menschen. Da diese Vorlieben sehr unterschiedlich sein können, ist auch die sexuelle Präferenz eines jeden Menschen etwas ganz Individuelles und Einmaliges.

---

[108]Lackner/Kühl,§ 173 Rdn. 3.

[109]BGHSt 16, Seite 175 (177); BGHSt 37, Seite 153 (154).

[110]Lackner/Kühl, § 173 Rdn. 4.

[111]Von griechisch παῖς *pais* „Knabe, Kind" und φιλία *philia* „Freundschaft".

Definitionen

Für den Begriff der „Paraphilie" bzw. der „sexuellen Präferenzstörung" gibt es in der internationalen Fachwelt zwei Definitionen, die sich sehr ähnlich sind und weitgehend gleichberechtigt nebeneinander verwendet werden.

Die **Weltgesundheitsorganisation (WHO)** spricht offiziell von „sexuellen Präferenzstörungen" und beschreibt sie als *„wiederholt auftretende, intensive sexuelle Impulse und Phantasien, die sich auf ungewöhnliche Gegenstände oder Aktivitäten beziehen."* Der Betroffene handelt entweder nach diesen Impulsen oder fühlt sich davon *„deutlich beeinträchtigt."* Drittes Merkmal: Die fragliche Präferenz muss über einen Zeitraum von mindestens sechs Monaten bestehen[112]. Der Begriff Pädophilie beschreibt nach Definition der Weltgesundheitsorganisation (WHO) eine spezielle Störung der Sexualpräferenz. Pädophile Personen fühlen sich sexuell ausschließlich zu Kindern vor der Pubertät hingezogen. Sie reagieren sexuell auf Kinder, haben sexuelle Phantasien von ihnen und wünschen sich sozialen Umgang und körperliche Nähe zu ihnen. Experten schätzen, dass rund ein Prozent der männlichen Bevölkerung pädophil ist – das sind in Deutschland rund 200.000 Männer zwischen 18 und 75 Jahren. Bei Frauen ist Pädophilie ausgesprochen selten – der Grund hierfür ist noch unbekannt. Unter den nichtpädophilen Missbrauchstätern ist der Anteil der Frauen allerdings höher und wird auf 10 % bis 25 % geschätzt. Ebenfalls noch unklar sind die Ursachen für die Störung. Man geht von einer Kombinationen aus biologischen, psychologischen und soziologischen Faktoren aus. Eine zweite Definition stammt von der **APA (American Psychiatric Association)** und ist etwas differenzierter als die sehr allgemein gehaltene Beschreibung der WHO. Die APA spricht nicht von sexuellen Präferenzstörungen, sondern von **„Paraphilien"**, die sie als *„wiederkehrende, intensiv sexuell erregende Phantasien, sexuell dranghafte Bedürfnisse oder Verhaltensweisen"* beschreibt. Eine Paraphilie bezieht sich entweder auf 1) nicht menschliche Objekte, 2) das Leiden oder die Demütigung von sich selbst oder eines Partners, 3) Kinder oder andere nicht einwilligende oder nicht einwilligungsfähige Personen.[113]

---

[112]http://www.schicksal-und-herausforderung.de/was-ist-paedophilie/paedophilie-eine-sexuelle-orientierung/.

[113]http://www.schicksal-und-herausforderung.de/was-ist-paedophilie/paedophilie-eine-sexuelle-orientierung/.

Ahlers/Schäfer/Beier definieren Pädophilie folgendermaßen:
Pädophilie ist die ausschließliche oder überwiegende sexuelle Ansprechbarkeit durch vorpubertäre Kinderkörper. Über das sexuelle Verhalten einer Person sagt der Begriff nichts aus, sondern lediglich über die sexuelle Ausrichtung auf das präferierte präpubertäre Alter potentieller begehrter Sexualpartner[114].

Nach Schmidt[115] lautet die Definition:
Pädophile sind Männer, deren sexuelle Wünsche und deren Wünsche nach Beziehung und Liebe vorrangig oder ausschließlich auf vorpubertäre Kinder gerichtet sind, wobei diese drei Bereiche – Sexualität, Beziehung, Liebe – wie bei anderen Menschen auch unterschiedlich gewichtet sein können. Die Gruppe ist sehr heterogen in Bezug auf das, was Pädophile begehren und was sie machen. Sie begehren Jungen oder Mädchen, unterschiedliche Altersgruppen, präferieren unterschiedliche sexuelle Praktiken (von der Exhibition bis zur Penetration). Einige haben flüchtige Kontakte mit vielen Kindern, andere wollen – mal fürsorgliche, mal manipulative – langfristige Partnerschaften. Viele sind rücksichtsvoll gegenüber Kindern, andere üben Zwang, sehr wenige Gewalt aus.

Einige bedienen sich des mafiös strukturierten freien Marktes, der die verbotenen Sexualitäten, nicht nur die mit Kindern, brutalisiert (Kinderpornos, Kindertausch, Kinderprostitution). Andere, eine unbekannte Zahl, vielleicht sogar die meisten Pädophilen, sind lebenslang oder über lange Perioden hinweg abstinent, belassen ihre Wünsche in der Phantasie und führen mit großem seelischen Aufwand ein verzichtreiches Leben. Kurz, Pädophilie ist eine Sexualform, die, wie Hetero- und Homosexualität, sehr unterschiedliche Erscheinungsformen hat[116].

Guter Draht zu Kindern Viele Pädophile können sehr gut mit Kindern umgehen. Sie finden leicht Arbeit als Lehrer, Erzieher oder Trainer. Diese Konstellation ist gefährlich, auch wenn die Pädophilen den Beruf nicht unbedingt mit der geheimen Absicht ergreifen, problemlos zu Kindern Kontakt aufnehmen zu können. Andere halten sich bewusst so gut es geht von Kindern fern, um ihren sexuellen Impulsen zu entgehen.

---

[114]Ahlers/Schaefer/Beier Klaus, Seite 120 (145).

[115]Prof. Dr. phil. Gunter Schmidt, psychologischer Psychotherapeut (Hamburg).

[116]Schmidt, Seiten 133–139.

Nichtpädophile Täter Pädophilie und sexueller Missbrauch von Kindern sind nicht dasselbe. Pädophilie beschreibt eine innere sexuelle Ausrichtung, während die sexuellen Handlungen an, vor und mit Kindern auch als Pädosexualität bezeichnet werden. Nicht jeder Mensch, der sich an einem Kind vergreift, ist somit pädophil. So haben internationale Untersuchungen verurteilter Kinderschänder gezeigt, dass nur rund die Hälfte von ihnen tatsächlich sexuell auf Kinder fixiert war. Diese nichtpädophilen Täter missbrauchen Kinder als Ersatzobjekte, weil sie verfügbarer, wehrloser, leichter einzuschüchtern und zu manipulieren sind. Ein großer Teil von ihnen hat einen niedrigen IQ. Andere leiden unter Persönlichkeitsstörungen, die es ihnen erschweren, eine (sexuelle) Beziehung zu Erwachsenen aufzubauen. Wieder andere haben eine sadistische Störung – sie ergötzen sich am Leid ihrer Opfer und an der Macht über sie – nicht im Speziellen an den Kinderkörpern. Umgekehrt ist nicht jeder Pädophile zwangsläufig auch ein Täter. Manche sind sich der Problematik und der Folgen für die Opfer sehr wohl bewusst und schaffen es ein Leben lang, sich von Kindern fern zu halten. Doch das Risiko, dass das Verlangen irgendwann die Oberhand bekommt, ist hoch.

Therapierbar, aber nicht heilbar Pädophilie ist nicht heilbar. Einmal geprägt, lässt sich die sexuelle Präferenz nicht mehr verändern. Die Störung ist aber gleichwohl therapierbar. Der Patient lernt, das eigene Verhalten so zu kontrollieren, dass es zu keinem (weiteren) sexuellen Übergriff auf Kinder kommt.

Der erste Therapieansatz, der sich speziell an Pädophile richtet, die aus eigenem Antrieb nicht zu Tätern werden wollen, läuft seit dem Jahr 2005 an der Berliner Charité. Dabei werden die Risikofaktoren abgebaut, die die Chance für sexuelle Übergriffe erhöhen. Beispielsweise lernen die Patienten, Frustrationen und Aggressionen abzubauen, sich in die Opfer einzufühlen. Darüber hinaus lernen sie alternative Verhaltensstrategien für schwierige Situationen zu entwickeln. Ist der sexuelle Impuls sehr stark, reicht die Willenskraft oft nicht aus. In dem Fall lässt er sich mit Medikamenten so weit dämpfen, dass der Patient seinen Neigungen nicht nachgibt[117].

---

[117]http://www.netdoktor.de/magazin/paedophilie/.

Was Sie aus diesem *essential* mitnehmen können

- einen soliden Einblick in die Problematik der sexuellen Belästigung am Arbeitsplatz
- einen ersten Überblick zum Umgang mit Missbrauchsopfern
- einen fundierten Exkurs zum Aufbau eines vorsätzlichen Begehungsdelikts
- einen Überblick in den Gewaltbegriff
- einen guten Überblick über die relevanten Straftatbestände des Sexualstrafrechts
- einen ersten Einblick in das sehr komplexe Thema Pädophilie

© Springer Fachmedien Wiesbaden GmbH 2017   43
U.H. Dammann, *Sexualstrafrecht in Medizin und Pflege,* essentials,
DOI 10.1007/978-3-658-18969-3

Literatur

Ahlers CJ, Schaefer GA, Beier KM (2005) Das Spektrum der Sexualstörungen und ihre. Sexuologie Z für Sexualmedizin Sexualtherapie Sexualwissenschaft, 12(3–4):120 ff (zitiert: Ahlers, Schaefer und Beier, Seite)

Fischer T (2015) Strafgesetzbuch und Nebengesetze, 62 Aufl. C.H. Beck, München (zitiert: Fischer, § ... Rdn. ...)

Kindhäuser U (2015) Strafgesetzbuch Lehr- und Praxiskommentar, 6 Aufl. Nomos, Baden-Baden (zitiert: Kindhäuser, LPK-StGB, § ... Rdn. ...)

Kühl K (2014) Pflege Heute Lehrbuch für Pflegeberufe, 6 Aufl. Elsevier, München (zitiert: Pflege Heute)

Lackner K, Kühl K (2014) Strafgesetzbuch mit Erläuterungen 28 Aufl. Beck, München (zitiert: Lackner und Kühl, § ... Rdn. ...)

Roggenwallner B, Herrmann G, Jansen BH (2011) Straftaten gegen die sexuelle Selbstbestimmung, 1 Aufl. ZAP Verlag, Bonn (zitiert: Roggenwallner, Herrmann und Jansen, Rdn.)

Schmidt Gunter (1999) Über die Tragik pädophiler Männer. Z für Sexualforschung 2(99):133–139 (zitiert: Schmidt, Seite)

Weiterführende Literatur und Links

Fachbücher

Laubenthal Klaus (2012) Handbuch Sexualstrafrecht, 1 Aufl. Springer, Heidelberg (zitiert: Laubenthal, Rdn.)

Kommentare

Schönke A, Schröder H (2014) Strafgesetzbuch Kommentar, 29 Aufl. Beck, München (zitiert: Sch und Sch-Bearbeiter, § ... Rdn. ...)

Aufsätze

Rauch E, Weissenrieder N, Peschers U (2004) Sexualdelikte – Diagnostik und Befundinterpretation. Deutsches Ärzteblatt 40(2004):2682 ff (zitiert: Rauch, Weissenrieder und Peschers, Seite)

© Springer Fachmedien Wiesbaden GmbH 2017

U.H. Dammann, *Sexualstrafrecht in Medizin und Pflege,* essentials,

DOI 10.1007/978-3-658-18969-3

Internetquellen

Das Allgemeine Gleichbehandlungsgesetz (AGG) Bundesrepublik Deutschland, vertreten durch das Bundesministerium der Justiz und für Verbraucherschutz, vertreten durch den Bundesminister der Justiz und für Verbraucherschutz Mohrenstraße 37 10117 Berlin heruntergeladen von. <https://www.gesetze-im-internet.de/bundesrecht/agg/gesamt.pdf>

Das Jugendgerichtsgesetz (JGG) Bundesrepublik Deutschland, vertreten durch das Bundesministerium der Justiz und für Verbraucherschutz, vertreten durch den Bundesminister der Justiz und für Verbraucherschutz Mohrenstraße 37 10117 Berlin heruntergeladen von. <http://www.gesetze-im-internet.de/bundesrecht/jgg/gesamt.pdf>

Das Strafgesetzbuch (StGB) Bundesrepublik Deutschland, vertreten durch das Bundesministerium der Justiz und für Verbraucherschutz, vertreten durch den Bundesminister der Justiz und für Verbraucherschutz Mohrenstraße 37 10117 Berlin heruntergeladen von. <http://www.gesetze-im-internet.de/bundesrecht/stgb/gesamt.pdf>

Zum Weiterlesen

Bungart P (2005) Sexuelle Gewalt gegen Behinderte Menschen. Der Schutz Behinderter durch das Sexualstrafrecht 1 Aufl. Mabuse-Verlag

Künzel C (2003) Unzucht – Notzucht – Vergewaltigung. Definitionen und Deutungen sexueller Gewalt von der Aufklärung bis heute 1 Aufl. Verlag Campus

Stevens A (2016) Sex vor Gericht. Ein Anwalt und seine härtesten Fälle 1 Aufl. Verlag Knaur